AF312816

Office International d'Hygiène Publique

[*Extrait du Bulletin mensuel de l'Office International d'Hygiène publique,
T. XXII, Année 1930, fasc. n° 3*].

LA FIÈVRE JAUNE

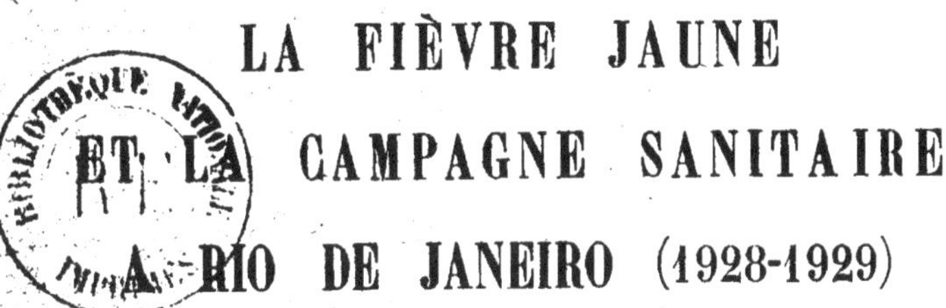

ET LA CAMPAGNE SANITAIRE

A RIO DE JANEIRO (1928-1929)

PAR

Ricardo JORGE

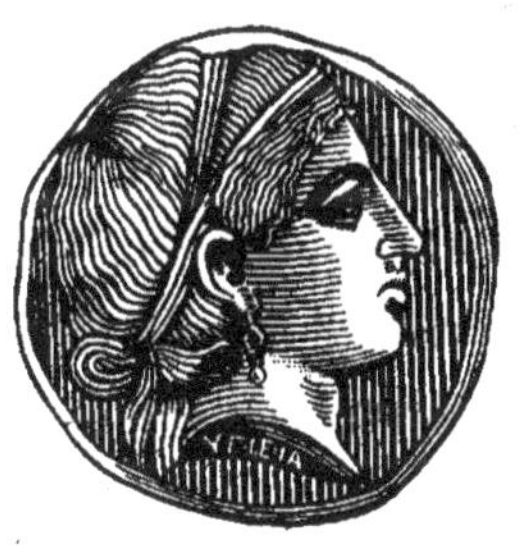

PARIS

OFFICE INTERNATIONAL D'HYGIÈNE PUBLIQUE

195, Boulevard Saint-Germain, 195

—

1930

[*Extrait du Bulletin mensuel de l'Office International d'Hygiène publique,
Tome XXII, Année 1930. fasc. n⁰ 3*].

LA FIÈVRE JAUNE ET LA CAMPAGNE SANITAIRE À RIO DE JANEIRO (1928-1929)

*Communication faite à l'Office International d'Hygiène publique, dans
sa session d'octobre 1929* (*), *par le professeur* RICARDO JORGE, *Président technique du Conseil Supérieur d'Hygiène, Délégué du Portugal.*

Ayant appris que l'Académie Nationale de Médecine du Brésil m'avait
fait l'honneur de m'inviter à prendre part aux congrès et fêtes de la
célébration de son centenaire, qui ont eu lieu avec un grand éclat
au mois de juillet dernier, le Comité de l'Office International d'Hygiène
publique m'a demandé de lui rapporter des notes et des informations
sur l'infection amarillique qui venait de sourdre dans la capitale brésilienne d'une façon si inopinée et si troublante. Je comptais bien que
nous aurions le plaisir de voir ici M. Chagas parmi nous et qu'il vous
ferait lui-même l'exposé substantiel des recherches scientifiques sur le
virus amarillique, entreprises à son Institut Oswaldo Cruz, ainsi que
de la stratégie mise en œuvre dans la campagne contre le redoutable
fléau américain. Pour ma part, j'aurais ajouté mes impressions personnelles et mon commentaire élogieux de l'œuvre formidable de prophylaxie qui s'accomplit là-bas, pour l'honneur de la science et de l'humanité. Mais notre collègue, étant rentré assez tard à Rio, après une
tournée de conférences en France et aux États-Unis, n'a pas pu repartir
pour l'Europe, et il nous manque sa voix si autorisée, que je ne saurais
suppléer qu'imparfaitement en tout ce qui est du ressort de sa haute
compétence. Je m'efforcerai de vous donner un aperçu du scénario mou-

(*) Avec l'addition de quelques données récentes.

vementé de la guerre poursuivie avec acharnement contre l'ennemi amarillique, pour le déloger de Rio de Janeiro.

Je sais bien que la question de la fièvre jaune, si importante et si inquiétante pour tant de pays, n'intéresse pas au même degré tous les membres du Comité. En effet, nombreux sont les pays qui n'ont pas été jusqu'ici et qui ne seront jamais touchés par cette pestilence, grâce à une immunité naturelle d'ordre entomologique. D'autres ont subi ses ravages et peuvent craindre son retour agressif, tels le Portugal et l'Espagne ; d'autres encore, épargnés jusqu'à présent, se sentent menacés et s'effraient d'une contagion possible, comme l'Afrique Orientale et les Indes. Mais pour tous ceux qui s'occupent des problèmes concernant les maladies épidémiques, rien de plus saisissant, de plus passionnant même, que le thème de la fièvre jaune ; c'est une leçon vivante d'épidémiologie et de prophylaxie, un enseignement aussi instructif qu'édifiant, le plus propre, au premier chef, à façonner l'esprit et le moral d'un hygiéniste.

La découverte et la conquête du Brésil constituent un des plus glorieux exploits, si ce n'est le plus glorieux, des anciens Portugais, qui, seuls tout d'abord, avec les Espagnols ensuite, ont ouvert aux Européens les portes de la mer par où la race blanche s'est ruée dans le monde entier. Un tout petit royaume a créé, peuplé et développé cet empire immense, d'une superficie supérieure à celle des trois quarts de l'Europe ; et il a continué à déverser sur ce Portugal nouveau l'excédent, le trop-plein de sa production humaine. Nation florissante, riche de vitalité et de ressources, le Brésil atteint déjà une population de près de 40 millions d'hommes ; grâce à la vaste étendue et à la fertilité de son sol, il représente le plus important débouché offert aux courants migratoires qui débordent des vieux peuples eurasiens. C'est dire le rôle que joue le Brésil dans l'avenir du globe.

Un collaborateur nautique des Portugais, le navigateur Americo Vespucio, celui-là même qui a laissé son nom au Nouveau Monde, en arrivant pour la première fois au Brésil, écrivait cette phrase si souvent répétée depuis : « S'il y a un paradis, il doit être ici ou près d'ici ! » Les voyageurs qui abordaient ces côtes ne tarissaient pas d'éloges, pris d'admiration pour tant de merveilles, et les tirades enflammées d'un enthousiasme romantique se rencontrent encore sous la plume des visiteurs modernes. On en est même arrivé à surfaire les beautés et les avantages naturels du pays, en représentant le Brésil comme un séjour unique au monde, d'une salubrité idéale, où la vie s'écoulerait si douce. et si béate qu'on n'y mourrait que de vieillesse, de pure euthanasie. Ainsi le proclamaient nos anciens chroniqueurs : un véritable royaume d'Hygie.

Il a fallu en rabattre ; la réalité était autre, malgré tous les éléments excellents abondant dans le pays. Le Blanc y trouvait toutes sortes de facteurs homicides : la flèche empoisonnée des sauvages, la morsure envenimée des serpents, la dent vorace des carnassiers, et une foule de maladies qui le guettaient — des maladies nouvelles, écloses sur place, une pathologie inconnue qui y couvait, notamment la syphilis, que les compagnons de Colomb ont véhiculée tout de suite à Barcelone, et la fièvre jaune qui, petit à petit, des îles et des bords du golfe du Mexique, a déferlé sur les littoraux des deux Amériques ; et des maladies fort anciennes, que le Blanc a lui-même apportées de la vieille Europe, telles la variole et la lèpre, qui ont pris là-bas un essor considérable. Il a fallu lutter contre ces fléaux déchaînés, mais cette lutte n'a atteint toute sa puissance et toute son efficacité qu'à notre époque. Le Brésil est devenu, pour l'honneur de la Nation, un champ de bataille où le combat contre les maux évitables, mettant en jeu les armes les plus puissantes fournies par la Science et la Civilisation, se poursuit sans relâche, gagnant toujours en intensité et en étendue, dans le but d'atteindre le plus haut degré d'une santé publique exemplaire.

Impossible d'exposer devant vous, en ce moment, même en raccourci, cette machine sanitaire, ses organes, son activité et ses succès. Quelques exemples frappants suffiront à vous faire juger de la valeur de la médecine préventive au Brésil, qui possède une organisation d'hygiène pouvant soutenir le parallèle avec les plus renommées.

A São Paulo, ville qui est un prodige de croissance, le fameux Institut de Butantan est devenu une curiosité mondiale. L'hinterland du Brésil étant un repaire de couleuvres venimeuses qui répandaient la terreur et la mort, la méthode sérothérapique anti-ophidienne, créée par Calmette, y a été implantée par les recherches et l'initiative de Vital Brasil. Un *serpentarium* abrite cette affreuse ménagerie, réservoir des venins servant à préparer des sérums polyvalents distribués aux fermiers de l'intérieur, lesquels, en échange, envoient à l'Institut des serpents vivants pour renouveler son stock. On y assiste à des luttes féroces entre les reptiles venimeux et leurs redoutables ennemis, protégés par immunité naturelle contre le poison inséré par leurs crocs, qui est d'une toxicité suraiguë pour l'homme. Un rongeur, la mangouste, tue et mange à belles dents la *cascavel* (serpent à sonnettes) ; une couleuvre inoffensive, la *mussurana*, blesse à mort la *jararaca* et l'avale goulûment ; et une araignée hideuse et monstrueuse, l'*araignée-crabe*, une *Grammostola*, injecte, par ses deux longs dards, un poison mortel pour le *crotalus* ou le *lachesis*, et c'en est fait de ces terribles bêtes dans le duel des venins. On admirera aussi une construction monumentale, ayant coûté 21 millions de francs, et affectée à un Institut de Biologie, dont la direction est confiée au professeur Rocha Lima, si connu par des

recherches scientifiques effectuées dans les laboratoires de Hambourg.
La Faculté de Médecine n'attend, pour être magnifiquement logée, que
l'achèvement des édifices grandioses qui lui sont destinés. L'Institut
d'Hygiène, dont la Fondation Rockefeller a fait les frais, qui se sont
montés à 9 millions, égale ou surpasse les meilleurs du même genre ; à
sa tête est le professeur Paula e Sousa, à qui la santé publique, à São
Paulo, est redevable d'inoubliables services. L'hygiène de la Ville et
de l'État, maintenant placée sous la haute direction de M. Waldomiro
de Oliveira, est en plein développement. A mentionner encore une
léproserie, un pénitencier modèle, avec une section de médecine crimi-
nelle hors ligne, organisée par M. Marais Melo, etc.

A Rio, le service fédéral et urbain, bien installé et aménagé, est très
remarquable. C'est à notre confrère, le professeur Carlos Chagas, que
le Brésil doit l'organisation actuelle de son hygiène publique, parfai-
tement encadrée et bénéficiant des largesses budgétaires. Le professeur
Clementino Fraga la dirige à présent en chef accompli et vigilant,
qui l'améliore sans cesse ; depuis la statistique jusqu'à l'hygiène sociale,
toutes les sections sanitaires y sont représentées, bien outillées et servies
par un personnel spécialisé de choix, ayant le goût de son métier. Les
centres de santé sont des types excellents d'action hygiénique dans les
agglomérations urbaines et péri-urbaines.

L'Institut Oswaldo Cruz a conquis une célébrité universelle depuis
sa création, due au grand savant dont il perpétue le nom et la gloire.
C'est dans ce centre scientifique que son directeur actuel, M. Chagas,
a réalisé l'œuvre colossale de la découverte de la trypanosomiase américaine, que l'on appelle *Maladie de Chagas*. J'ai eu l'occasion de voir
quelques malades chroniques de cette curieuse infection. Exemple peut-
être unique dans la pathologie infectieuse, c'est M. Chagas qui a par-
fait la découverte dans toute son ampleur, grâce à la sagacité de son
génie et à une préparation rare de laboratoire et d'hôpital ; il a, en
même temps, dévoilé la nosographie clinique et lésionnelle, les formes
morbides si variées des localisations nerveuses et cardiaques ; c'est un
véritable compendium de pathologie ; il a décelé le trypanosome et
dépisté ses vecteurs, l'insecte et le rongeur.

La Fondation Gaffé-Guindle, qui égale en philanthropie et en libé-
ralité la *Rockefeller Foundation*, a pris dans ses mains expertes, avec
un don de 5o millions, le service prophylactique des maladies véné-
riennes à Rio ; un subside égal suivra pour l'installation de léproseries
et pour les frais de la lutte contre la lèpre, qui est au Brésil une véritable plaie. Le dispensaire central dispose, entre autres, de sections
pour la neurologie, avec une petite infirmerie pour la pratique de la
malariathérapie, et pour la clinique cardio-artérielle, pourvue de tout
l'outillage nécessaire. Un grand hôpital de vénériens vient d'être inau-

guré, aménagé d'une façon superbe, avec un laboratoire annexe de recherches expérimentales sur la syphilis ; un pavillon logera les animaux utilisés, depuis les gros herbivores dans les étables jusqu'aux pigeons nichés dans un colombier. A Santa Cruz, près de Rio, on était en train de mener à bonne fin l'assainissement d'une grande région ravagée par la malaria. Cette amélioration de grande envergure, à laquelle on a consacré 20 millions, avec un soin scrupuleux dans l'ensemble et dans les détails, a enrichi l'agriculture locale et fait déguerpir le paludisme, qui disparaît à vue d'œil.

Nous n'en finirions pas, si nous voulions passer en revue, même d'une façon sommaire, toute l'organisation de l'hygiène brésilienne ; voyons-la maintenant à l'œuvre contre la fièvre jaune, qui sert en quelque sorte de *test* aux progrès et à l'élan sanitaire du Brésil.

I. — La fièvre jaune épidémique à Rio.

Tant par les ravages de ses épidémies que par les échecs de la prophylaxie, la fièvre jaune s'était rendue célèbre à Rio ; tenace et indomptable, elle y régnait à ce point qu'elle était devenue la triste caractéristique morbide de la capitale. Comment s'y était-elle implantée ? Il faut connaître ce passé épidémique : l'histoire fait partie de l'épidémiologie ; elle nous donne des leçons précieuses dont on ne profite jamais assez.

Aperçu historique

Il est prouvé maintenant que Colomb, en abordant à Saint-Domingue, y trouva déjà la fièvre jaune, à l'état d'endémie indigène, qui tachetait les Antilles et les côtes du Venezuela, de la Colombie et du Mexique ; la ville de Vera Cruz, fondée par l'amiral, en fut tout de suite souillée par contagion. De ces foyers primitifs, la fièvre jaune se propagea petit à petit le long du littoral Atlantique de l'Amérique du Nord et du Sud, et déborda même sur les côtes du Pacifique, convoyée par la fréquence progressive des communications.

C'est au xviie siècle que cette expansion atteignit le territoire brésilien ; une épidémie dévastatrice s'abattit sur Pernambuco et sévit furieusement, depuis la fin de novembre de 1685 jusqu'au commencement de 1686, laissant une traînée qui, pendant huit ans, décimait les nouveaux venus. De là, la contagion s'est transportée à Bahia. Les médecins portugais n'ont pas manqué d'enregistrer le caractère nouveau de la fièvre infectieuse et de décrire ses symptômes, avec tant de netteté, qu'on a pu faire sans la moindre hésitation l'identification avec l'infection amarillique.

Le médecin João Ferreira da Rosa a consacré à cette épidémie le livre intitulé : *Tratado da Constituição Pestilencial de Pernambuco, 1694*, document qui honore notre ancienne médecine coloniale. C'est la première description médicale du typhus amaril ; on connaît une référence antérieure dans la relation du P. Du Tertre, en 1640, sur l'épidémie de la Guadeloupe. Chez Rosa, la physionomie morbide se retrouve tout entière : l'ictère, les vomissements d'*atrabilis* (vomito preto), l'anurie, etc.

Les auteurs brésiliens qui se sont occupés de cet historique, ceux au moins que je connais, semblent ignorer un petit volume ultra-rare de Miguel Dias : *Noticia do que he o achaque do Bicho, 1707*, qui fournit des données précises sur la pestilence de Pernambuco. La contagion se déclara le 28 novembre 1685 et, du 25 décembre au 10 janvier 1686, « elle emporta, à Récife et à Santo-Antonio, 600 Blancs, une douzaine à peu près de Mulâtres, peu de Nègres, peu de femmes et encore moins d'enfants ». Passé le 10 janvier, elle cessa pour les naturels, mais, pendant huit ans, elle a été le bourreau des nouveaux venus. Ferreira da Rosa calcule qu'en sept ans les victimes atteignirent le chiffre de 2.000. Miguel Dias décrit les vomissements d'une façon saisissante, comparant leur noirceur à celle du méconium (*ferrado*) ou d'une matière charbonnée (*encarvoado*). D'autres observateurs parlent d'une matière fuligineuse, comme la suie.

L'origine antillienne ne laisse pas de doute. Ferreira da Rosa parle de barils de viande provenant de St. Tomé et qui aurait provoqué l'épidémie, opinion inconsistante et invraisemblable. La provenance du Siam, d'où la contamination serait venue par le bateau français « Oriflamme », admise par le Dr Cruz Jobim (cit. par Placido Barbosa), doit aussi être rejetée. La fièvre jaune n'a jamais infecté l'Asie : si la contagion y avait pris pied, elle se serait bien fait voir.

On perd les traces du fléau pendant une longue période ; mais le feu couvait toujours, jetant parfois des flammèches qui allaient allumer des incendies ailleurs. Des navires partant de Pernambuco étaient infectés et subissaient des épidémies de bord, menaçant le Portugal, qui a fini par être envahi par la grave et retentissante épidémie de Lisbonne de 1723 (*).

(*) Identifiée par le *vomito preto* ; il nous en est resté un tableau médical et épidémique dans la description de Simão Felix da Cunha (*Discurso e observações apollineas*, etc., 1726). En trois mois, elle tua six mille personnes, et encore ne sévit-elle que dans « certains quartiers et certaines rues ».

L'Afrique a dû être contaminée de bonne heure par le trafic des navires négriers et la traite des esclaves, devenue très active au xviii⁰ siècle ; on enregistre l'épidémisation des Iles du Cap Vert et du Sénégal en 1763. Un foyer africain s'était établi depuis longtemps, faisant pendant au foyer américain d'en face.

Le grand siècle de la fièvre jaune est le xix⁰, avec le progrès croissant du peuplement, de la navigation et du commerce. Partout, en Amérique, elle pointe et sévit plus ou moins, depuis New York jusqu'à Buenos Ayres, de l'Atlantique au Pacifique. Deux grandes villes se changent en volcans infectieux d'activité permanente : La Havane et Rio de Janeiro. Un bombardement virulent frappe les ports portugais et espagnols, ouvrant parfois des brèches à des intrusions léthifères. La fièvre jaune devient une furie pestilentielle et, bien que d'un domaine géographique plus restreint, forme avec la peste et le choléra la triade souveraine de l'hygiène internationale et de la défense sanitaire.

Ce fut au milieu du siècle que Rio eut le malheur de contracter cette pernicieuse infectiosité. La contagion a été importée de Bahia par bateau. Coïncidence à signaler, l'infection récente de 1928 est provenue aussi de Bahia, mais des foyers de l'intérieur et par voie de terre. La poussée inaugurale de 1850 a frappé dur la ville de Rio ; l'épidémicité était suractivée et la diffusibilité portée au maximum. Les répercussions lointaines le révèlent ; on peut dire que, de 1850 à 1860, la fièvre jaune n'a pas cessé de renouveler ses offensives à Porto et à Lisbonne. A Porto, où la navigation vers le Brésil était très intense, des épidémies se succédaient chaque année ; on a même pensé que l'infection s'y était enracinée et endémisée. C'était une illusion : l'infection se renouvelait chaque fois, apportée par les navires arrivant du Brésil, infectés parfois en série. L'épidémie de 1857, à Lisbonne, a été très meurtrière ; elle a fait une hécatombe de 6.000 victimes. Pendant de longues années, le Portugal n'a eu qu'une obsession prophylactique, celle de la fièvre brésilienne, contre laquelle la Santé publique avait dressé une organisation de quarantaine inquisitoriale.

Depuis la date fatale de 1850, la fièvre jaune n'a pas abandonné Rio ; elle y restait endémique, avec de fréquentes et terribles explosions. Sa proie préférée était les émigrants ; elle dévorait cruellement ceux qui venaient offrir au Brésil leurs bras et leur sang. Rio était une ville mal famée, au grand désespoir des Brésiliens. On calcule que, de 1889 à 1903, le chiffre des victimes a dépassé 25.000 ; le fléau prélevait, bon an mal an, une dîme de 1.600 décès. L'impuissance de la prophylaxie commune sautait aux yeux.

L'avènement de la bactériologie fit naître l'espoir de découvrir l'agent pathogène et de pouvoir attaquer le monstre. Des microbes, baptisés

solennellement, se succédèrent, entités imaginaires et éphémères. Après
ces faillites lamentables, une conquête solide et féconde survint enfin.
En 1900, à la suite de la guerre de Cuba — voilà un avantage huma-
nitaire à son actif, — la célèbre Commission de La Havane soumet le
virus à l'expérimentation et démontre que c'est par la seule piqûre
d'un seul moustique, le Stégomie, que l'on contracte la fièvre jaune (*).
La prophylaxie spécifique était née, mise en œuvre tout de suite par
les hygiénistes américains, avec un résultat sans pareil.

L'ère de Oswaldo Cruz

Rio eut alors le bonheur de rencontrer un sauveur plein de foi et
de génie, Oswaldo Cruz. Apôtre de la médecine et de la prophylaxie
scientifiques, il conçoit le projet de déraciner la fièvre jaune de son
terrain. Heureusement qu'il y a eu un Président pour le croire sur
parole, contre l'opinion générale et l'opinion même de certains médecins. Rien n'a ébranlé sa conviction, rien ne l'a rebuté ; il a poursuivi
son œuvre inlassablement, sans la moindre hésitation, sûr de lui-même
et du succès final. Le Gouvernement épousa sa cause, mettant à sa
disposition des ressources extraordinaires qui se sont montées à 100 millions de francs. Au bout de peu d'années, la guerre au moustique,
commencée dans le courant de 1903, se terminait par la victoire. En
1906, le bilan se réduisait à 42 décès ; en 1907, à 38 ; en 1908, à 4 ;
en 1909, la rubrique inscrit un zéro et, pendant vingt ans, ce zéro ne
s'efface plus. Le grand hygiéniste triomphait. Et dire qu'on l'avait
bafoué ! Il a connu la gloire et toutes ses rançons, y compris l'ingrati-
tude. Aujourd'hui, le bronze et le marbre fixent ses traits, et une idolâ-
trie posthume entoure les statues du savant bienfaiteur. Bienfaiteur,
dont l'influence morale, sociale et économique a été énorme. Débarras-
sée de son insaisissable bourreau, la capitale fédérale a pu s'épanouir,
s'enrichir, développer sa population, son industrie, son commerce, au
point de devenir une splendide cité, elle qui avait été, pendant un demi-
siècle, une cité dantesque.
La campagne anticulicide de Oswaldo, menée avec les procédés d'une
tactique à lui, quelques-uns d'entre nous l'ont vue se dérouler, en 1914,
en un film présenté par le délégué du Brésil, le Dr Carlos Seidl, élève
et collaborateur du maître et qui, à l'hôpital S. Sebastião, avait acquis
une compétence hors de pair dans la clinique amarillique. Après avoir

---

(*) En 1898, à São Paulo, Lutz et Ribas avaient confirmé les idées de
Finlay sur le rôle pathogène des Culicidés.

secondé la lutte actuelle et rendu d'éminents services, il est décédé au moment même où la science brésilienne recueillait les fruits de la victoire.

L'hallali de Rio, claironnant la décapitation de l'hydre amarile, retentit partout. Dans les zones amarilliques, on organise des chasses semblables, avec des résultats identiques, — au Panama, au Para, à Manaos, à Vera Cruz, à Guayaquil. La Fondation Rockefeller installe un service international contre la fièvre jaune, et le Gouvernement Brésilien accepte ses offres ; le service sanitaire américain établit ses quartiers au Nord du Brésil, à partir de Bahia, le Sud restant à la charge du service national. Les rapports annuels de la Fondation marquent le déclin progressif de la fièvre jaune — les taches noires des cartogrammes vont se rétrécissant et s'effaçant. Chaque campagne était couronnée d'un rapide triomphe ; on avait dit qu'il n'y avait, pour vaincre, qu'à faire comme César : *Veni, vidi, vici*. On escomptait déjà la disparition totale, l'extinction définitive de la maladie. C'était elle maintenant qui était mourante : la fièvre jaune se meurt, elle est morte ! Eh bien, la mourante allait se redresser encore, en Afrique et au Brésil, et donner du fil à retordre aux hygiénistes.

On avait outré l'enthousiasme optimiste, inspiré non seulement par les résultats réels, mais aussi par des vues théoriques, des généralisations hâtives et faillibles. Une sorte d'épidémiogénie géométrique était formulée, assise sur deux théorèmes dont la démonstration semblait intuitive, comme pour les postulats euclidiens. Il n'y avait plus, il ne devait plus y avoir de fièvre jaune, parce que :

1) le réservoir du virus n'existe que dans les grandes villes. La permanence endémique de l'infection suppose une série ininterrompue de cas, qui ne peuvent s'enchaîner que dans les agglomérations populeuses. Dans les petites agglomérations, il n'y a pas d'autre régime possible que l'épidémie accidentelle, transitoire ; elles s'assainissent donc d'elles-mêmes ;

2) la fièvre jaune ne vit que sur les côtes : c'est une infection du littoral de la mer ou des bords des grands fleuves, comme l'Amazone. L'intérieur lui est défendu ; l'hinterland se maintient indemne.

Corollaire : Les grandes villes sont les seuls remparts de la fièvre jaune ; si nous la chassons de leurs murs, nous en serons délivrés partout.

Nous opposerons à ce raisonnement deux objections irréfutables, puisqu'elles s'appuient sur des faits indiscutables ; l'une est d'ordre historique, l'autre d'ordre géographique. Avant l'arrivée de Colomb, la fièvre jaune sévissait déjà dans l'intérieur et tout autour du Golfe du

Mexique, dont les îles et les bords ne possédaient pas de villes, grandes ou petites ; la pestilence était entretenue par des peuplades sauvages et dispersées. Le même fait se répète actuellement en Afrique Occidentale ; l'infection y stationne depuis au moins deux cents ans, dans l'intérieur, parmi les races noires. Le Brésil même allait démentir ces doctrines ; la fièvre jaune existait dans le *sertão* de Bahia, disséminée en petits foyers. Ce sont eux qui ont projeté l'étincelle qui alluma l'incendie de Rio. Pourquoi et comment la fièvre jaune subsiste-t-elle en cachette, à l'état latent ? Nous ne savons encore l'expliquer qu'insuffisamment ; cette endémicité garde toujours son mystère.

L'ASSAUT DE 1928

De 1908 à 1928, vingt ans s'écoulèrent doucement, en pleine trève. A peine 12 cas avérés furent-ils importés à des époques diverses, immédiatement aperçus, repérés, isolés et jugulés par la vigilance sanitaire. Aucune épidémie ne s'ensuivit, grâce aux mesures préventives exercées sur eux et autour d'eux. Ces succès répétés se portaient-garants de l'efficacité du système préventif ; on se croyait en sécurité contre la possibilité d'une épidémisation.

Le 31 mai 1928, on diagnostique un cas — le premier déclaré officiellement, car l'enquête a révélé qu'au milieu de mai deux cas s'étaient produits chez des militaires, et d'autres, dès le commencement du mois, dans la population civile. Ils passèrent inaperçus, comme il arrive fréquemment au début des épidémies. Le fait est que, lorsque les autorités sanitaires furent mises en éveil, des cas parsemés tachetaient déjà trois quartiers différents.

D'où était venue la contamination ? L'enquête sur cette provenance accuse les taches amarilliques du Nord du pays, signalées par des petites poussées dans les villes du littoral, et surtout des foyers éparpillés dans le *sertão* Nord de Bahia, qui se seraient réactivés par suite des mouvements de troupes envoyées là pour étouffer des révoltes politiques. En 1926, dans cette région de l'hinterland, on avait décelé 179 cas.

La contagion, frappant la capitale fédérale, tombait sur un terrain et dans un milieu assez propices à son expansion. Voici ces conditions favorisantes, qui aggravaient la pronostic épidémiologique :

a) *La méconnaissance de la fièvre jaune chez les médecins.* — Pour combattre la fièvre jaune, il faut la connaître, c'est-à-dire qu'il faut des médecins avertis, capables de la diagnostiquer. Or, la plupart des cliniciens de Rio ne la connaissaient que de nom ; tous ceux sortis de la Faculté depuis moins de vingt ans ne l'avaient jamais vue. Maladie regardée comme éteinte, à quoi bon s'en occuper ? Les cas risquaient donc d'être méconnus. Restaient encore heureusement les vétérans des anciennes épidémies, très compétents, rompus aux difficultés du diagnostic. On a dû employer quelques-uns d'entre eux comme diagnostiqueurs, pour guider les jeunes médecins. Du reste, ce diagnostic est hérissé de difficultés, à cause des cas frustes et des cas atypiques, qui déroutent parfois le praticien le plus expérimenté.

b) *La réceptivité de la population*. — Jadis, une grande partie de la population, tous ceux que l'infection avait touchés et épargnés, était immunisée : fond de résistance, qui s'était petit à petit épuisé, après l'extermination oswaldienne. M. Barros Barreto estime que la proportion que ces gens réceptifs, parce qu'âgés de moins de 20 ans, se montait au moins à 43 p. 100 de la population totale (750.000 sur 1.700.000). Mais, parmi les plus âgés, il fallait aussi compter comme réceptifs les étrangers immigrés, qui arrivent généralement à Rio déjà adultes. Or, pendant les cinq dernières années, 153.000 étrangers sont entrés à Rio et y ont fixé leur domicile ; de sorte que tout au plus un tiers de la population aurait été réfractaire à l'infection, du fait d'avoir été exposé à la contagion ou d'avoir subi ses atteintes.

c) *La densité des Culicidés*. — Oswaldo avait organisé des équipes de tueurs de moustiques, les *mata-mosquitos* : à eux la chasse aux larves et aux insectes ailés. C'est avec ces troupes qu'il avait vaincu la maladie. La victoire gagnée, on oublia, comme toujours, les mérites de ces braves soldats. Les *mata-mosquitos* devinrent au Brésil des types caricaturaux, et l'on se mit à plaisanter communément ces auxiliaires si utiles et si nécessaires. Puisqu'il n'y avait plus de fièvre jaune, pourquoi garder ce régiment si coûteux et encombrant ? Victimes d'une campagne d'économie et de ridicule, ils étaient destinés à disparaître. Sa Majesté la Presse et Sa Majesté le Budget supprimèrent impitoyablement les mousquetaires des moustiques.

Ce fut un bien pour les Culicidés, qui purent pulluler à leur aise ; Rio était infesté de « cousins », gênants par eux-mêmes et dangereux pour le risque amarillique. Ils ne demandaient qu'à être amorcés par la *materies morbi* pour reprendre leur jeu épidémisant de jadis. Des voix prophétiques ont crié qu'on courait à la fièvre jaune, en laissant croître et multiplier ses transmetteurs ; mais, comme toujours, Cassandre n'a pas été écoutée.

Au moment du début de la lutte actuelle, l'index aëdique était de 22 en moyenne ; c'est-à-dire que sur 100 maisons, dans 22, presque un quart, se nichaient des moustiques.

Contrairement à ces circonstances adjuvantes, si favorables à l'éclosion épidémique, une condition d'ordre météorologique restreignait forcément son développement immédiat. La saison chaude était à son déclin, et la fièvre jaune est une infection thermophile, et pour cause, la chaleur étant la condition *sine qua non* de l'activité biologique du Stégomie.

L'ÉVOLUTION ÉPIDÉMIQUE

Épidémiquement, cette pestilence est nettement cyclique dans son évolution saisonnière. Sa marche se règle sur des normes mensuelles, et je ne connais pas d'autre pestilence qui se soumette aussi passivement au calendrier, si ce n'est le typhus exanthématique. Le graphique de la mortalité amarillique, par mois, à Rio, depuis 1857 jusqu'à 1902 (Barreto), présente une courbe paraboloïde, avec le fastigium en mars et avril et le minimum de juillet à décembre (Diagramme I). Lorsque je l'ai examinée, elle me rappela tout de suite la ligne binomiale du typhus exanthématique, réalisée partout où il s'introduit épidémiquement ; les deux courbes seraient presque superposables. Mais les saisons étant interverties de l'Europe au Brésil, les deux courbes ne sont pas

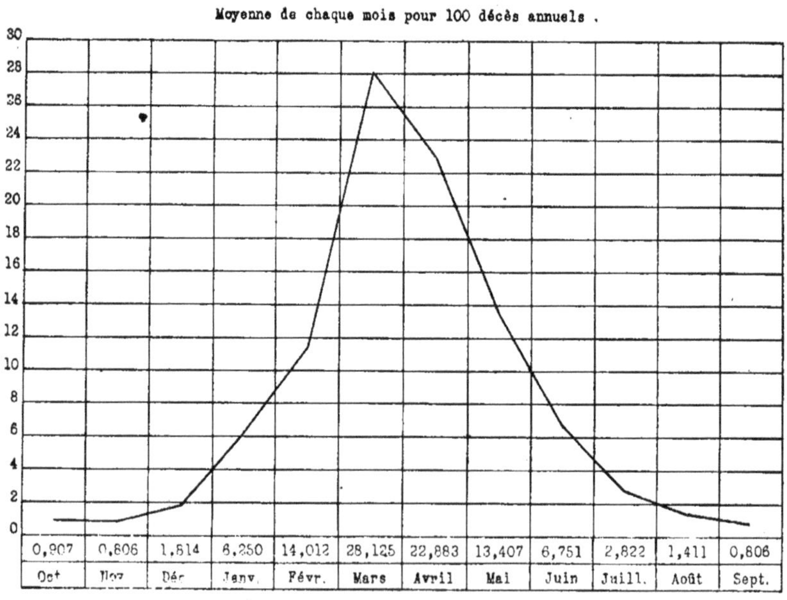

Diagramme 1

géométriquement identiques, mais symétriques ; le typhus sévit à la
dernière période de la saison froide, et la fièvre jaune dans les derniers
mois de la saison chaude.

L'intrusion s'est faite un peu tard, heureusement ; si l'infection avait
débuté deux mois plus tôt, c'eût été catastrophique, une véritable hécatombe, et d'autant plus que les services, en voie d'organisation, étaient
encore déficients. Au mois de mai, la température n'aidait plus l'expansion.

Voyons le graphique de la marche épidémique, tel qu'il est fourni
par le Département de la Santé publique (Diagramme II). La courbe

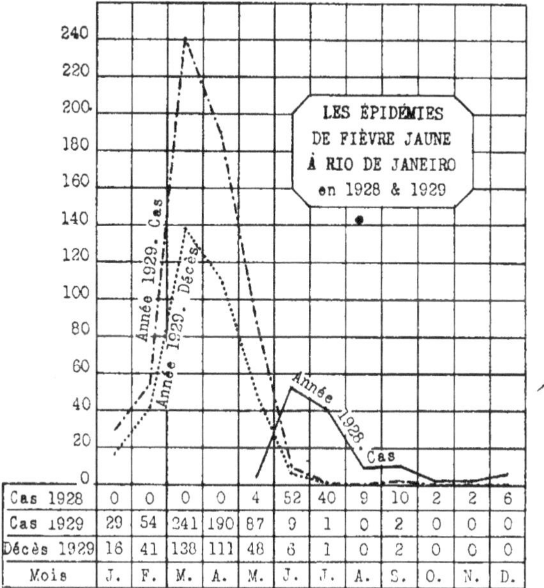

Cas 1928	0	0	0	0	4	52	40	9	10	2	2	6
Cas 1929	29	54	241	190	87	9	1	0	2	0	0	0
Décès 1929	16	41	138	111	48	6	1	0	2	0	0	0
Mois	J.	F.	M.	A.	M.	J.	J.	A.	S.	O.	N.	D.

Diagramme 2

monte d'abord jusqu'à la mi-juin d'une façon modérée ; en août, elle
tombe et se maintient rampante jusqu'au commencement de janvier 1929. Elle fait alors son ascension habituelle, atteignant rapidement
son fastigium en mars et avril. L'acmé s'élève beaucoup plus haut
que l'année précédente. On devait s'y attendre, d'après la loi évolutive
qui régit la marche des épidémies amarilliques une fois déclanchées
au sein d'une grande masse. Mais la descente survient, et elle s'accélère
jusqu'à toucher l'abscisse en juin. Cette branche descendante accuse

fortement l'effet du frein déjà tout puissant de la prophylaxie ; dans la courbe normale, la baisse aurait dû être plus lente. Cette chute précipitée permit de réaliser les fêtes et les congrès de Rio, qu'on avait pensé d'abord ajourner. Les médecins étrangers ont pu constater de leurs yeux la disparition du fléau et applaudir l'effort inouï qui aboutit à l'exterminer — *cito, tuto et jucunde.*

Il y a eu encore deux cas au commencement de juillet 1929 et deux cas aberrants en septembre, provenant de la ville voisine de Nictheroy ; depuis, un zéro chaque mois jusqu'aux premiers mois de 1930, où l'épidémie aurait dû déjà préluder à sa montée coutumière. Le raid de 1928 est terminé au bout d'un an. La méthode oswaldienne a dompté encore une fois la fièvre jaune. Tout au plus, pourra-t-il encore pointer quelque rare cas sporadique.

LE BILAN DES ATTEINTS

Le bilan de la morbidité se chiffre par 125 cas, dont 73 décès, en 1928 et 613 cas, dont 362 décès, en 1929, nombres relativement modestes ; l'activité contagionnante était évidemment bridée par l'inhibition sanitaire. Le dépouillement statistique a été opéré et publié par M. Barreto, l'assistant immédiat du directeur, M. Fraga, dans un excellent mémoire dont nous recueillerons les données les plus intéressantes. Les opérations sur le dénombrement de 1929 ne sont pas encore terminées, mais M. Barreto me communique que les résultats sont à peu près identiques à ceux obtenus pour l'année 1928.

La *race* est le coefficient le plus puissant de l'incidence de l'infection : les Blancs fournissent presque le lot entier des atteints, 96 p. 100 ; bien peu de Mulâtres, et un nombre insignifiant de Nègres. Le sang du Noir semblerait le meilleur anticorps contre le virus. Chez eux, la fièvre jaune s'est montrée extrêmement rare et, quand elle existait, très bénigne. De là à proclamer que la race noire est réfractaire à l'infection, il y a une grande distance. En effet, en Afrique, ce sont les Indigènes qui alimentent l'épidémie ; chez les Européens, l'infection n'apparaît que comme un épisode de l'épidémicité des Nègres, chez lesquels la fièvre jaune étale toutes les modalités cliniques connues en Amérique. Toutefois, leur réceptivité plus faible expliquerait pourquoi la pestilence, en Afrique, a été jusqu'ici si modérée dans ses manifestations épidémiques. Peut-être s'agit-il, non d'une immunité raciale spécifique, mais du moindre goût des moustiques pour les téguments des Nègres, dont les exhalations cutanées seraient culicifuges.

Parmi les Blancs, il y a des distinctions à faire, d'après leur provenance et la durée de leur séjour dans le pays. Les naturels sont beaucoup plus épargnés que les étrangers, et parmi ceux-ci les plus atteints sont les nouveaux venus. Dans la population de Rio, l'on compte en chiffres ronds 80 p. 100 de Brésiliens et 20 p. 100 d'étrangers, la plupart Portugais (15 p. 100) ; or, cette proportion se renverse chez les sujets atteints, dont 22 p. 100 sont Brésiliens et 78 p. 100 étrangers (54 p. 100 Portugais). Les arrivés de fraîche date paient le gros impôt de la morbidité ; ceux qui habitent Rio depuis 5 ans au maximum donnent un taux de 83 p. 100. Barreto calcule qu'un tiers des cas de fièvre jaune est fourni par les résidents depuis 1 an, et trois quarts par les résidents depuis 3 ans.

Voilà une leçon frappante de la nouvelle épidémie de Rio. La faible réceptivité des naturels et des domiciliés depuis longtemps, que seules les grandes épidémies parvenaient à toucher d'une façon sensible, s'expliquait par l'immunité acquise dans des atteintes antérieures. Ils ne contractaient pas la fièvre jaune, parce qu'ils avaient déjà eu ou la maladie, ou des infections légères et frustes. Cette opinion est maintenant insoutenable, en présence d'une épidémie sévissant au sein d'une population dont nous savons que, pour la majeure partie, elle est vierge de toute infection préalable. Par conséquent, il faut conclure que le séjour prolongé dans un climat chaud immunise relativement contre l'infection. Pourquoi ? Nous ne pourrons que hasarder de vagues conjectures ; peut-être, la peau subit-elle des altérations qui la rendent moins sensible à la virulence du Stégomie, créant une sorte d'immunité cutanée. Peut-être, les moustiques préfèrent-ils piquer la peau fraîche des nouvellement arrivés.

Le *sexe* et l'*âge* influencent aussi, et de beaucoup, la morbidité. Les femmes figurent au tableau avec un taux de 20 p. 100. Pourquoi sont-elles si épargnées, vis-à-vis des hommes ? Un mystère sexuel. Cette immunité féminine est partagée par les enfants ; ceux-ci, au-dessous de 15 ans, ne donnent que 12 p. 100 du total. L'âge de prédilection est celui de 15 à 35 ans, qui contribue pour 72 p. 100 (*).

Cette immunité infantile relative est difficile à préciser en pourcentage, parce que les chiffres bruts enregistrés sont sujets à caution. En fait, chez les enfants, la pestilence évolue d'une façon bénigne et même aberrante ; ces cas frustes et atypiques rendent le diagnostic extrême-

---

(*) Arrivé à ce point du bilan statistique, je rappellerai la citation que j'ai faite déjà du petit vieux bouquin de Miguel Dias. La première épidémie de Pernambuco, d'après lui, avait tué « 600 Blancs, une douzaine de Mulâtres, à peine quelques Nègres, peu de femmes et encore moins d'enfants ». Témoignage d'un bon observateur : c'est le schéma même des corollaires statistiques actuels.

ment difficile. Les enfants amarilliques échappent en grande partie au contrôle clinique.

La statistique entière de la fièvre jaune, même pour les adultes, pèche par défaut ; le total est toujours fautif. Pour le diagnostic des cas douteux, il manque des *tests* décisifs ; seules les constatations anatomo-pathologiques, moyennant autopsie, fournissent des signes certains. A Rio, on recommandait d'avoir recours à la classique épreuve de l'albuminurie, avec diazo-réaction négative (Ferrari). Les *tests* de laboratoire ne se prêtent pas encore à l'usage courant de la clinique ; mais ils ont déjà servi à montrer combien le diagnostic est aléatoire. On cite le cas du Nègre Asibi, observé en Afrique par Stokes et Bauer, chez lequel personne n'aurait soupçonné la fièvre jaune, qui fut néanmoins décelée par l'épreuve du *Macacus rhesus* et confirmée lésionnellement par l'autopsie.

La *léthalité* atteignit le taux élevé de 58 p. 100 en 1928 et 56 p. 100 en 1929, la fièvre jaune donnant toujours une mortalité clinique sévère. Les conditions qui influent sur la morbidité, telles que l'âge, le sexe, la race, la nationalité et le temps de résidence, agissent semblablement sur la léthalité.

Les foyers ont été nombreux : le plus important s'est localisé dans le quartier de Saude, voisin du port, très peuplé et habité par les Portugais nouvellement débarqués.

II. — La campagne sanitaire à Rio.

La grande guerre contre la fièvre jaune, c'est la recherche et la destruction des moustiques vecteurs, menées intensivement et minutieusement, dans toutes leurs phases. Nulle part, jusqu'ici, la lutte contre cet ennemi n'a été plus acharnée et plus méticuleuse qu'à Rio. On ne poursuivait pas seulement l'abaissement des *index aëdiques*, mais l'extinction même, portée aussi loin que possible, de la terrible engeance sur le territoire de la ville.

Je voudrais présenter deux figures bien marquées de cette campagne : d'abord le Directeur Général de la Santé publique, le professeur Clementino Fraga, chef énergique et compétent, d'une intelligence aiguisée et prompte, homme à poigne, qui abat les obstacles. Cet animateur d'activités dévouées a été imperturbable devant les animosités féroces qui l'ont d'abord entouré et qu'il a envisagées stoïquement. Il a su gagner la confiance du Ministre de l'Intérieur et du Président, qui lui a dit : « Délivrez-nous au plus vite de cet assaut malencontreux. Et comme l'argent est le nerf de toute guerre, vous l'aurez à votre disposition pour que rien ne manque à la défense sanitaire ». Quoique le budget de la Santé publique soit important depuis l'administration Chagas, la lutte a coûté un surplus de 9 millions de francs par mois : monceau d'or, comme rançon d'un moucheron minuscule !

L'autre est l'assistant du directeur, le Dr Barros Barreto, son bras droit, un véritable chef d'état-major, jeune homme plein de talent et de science et technicien accompli d'une rare adresse.

On a levé, organisé et instruit une armée de *mata-mosquitos* de 7.000 hommes. Oswaldo avait à peine dépassé un effectif de 1.000 — un simple régiment ; maintenant, il fallait mettre en ligne une division formidable : la ville avait plus que doublé et l'on voulait juguler rapidement la poussée. Ces hommes sont encadrés par des agents sanitaires gradés, et l'on s'est ingénié à les pourvoir d'un outillage approprié et bien réglé pour le travail à réaliser. Leur instruction est très soignée, grâce à l'enseignement donné par des médecins et des étudiants en médecine, qu'on a su employer utilement dans la campagne ; ils connaissent les *Culex* sur le bout du doigt, leurs espèces, leurs habitats, leurs mœurs ; ils subiraient sans sourciller un examen à fond. Nous avons passé en revue diverses escouades et assisté aux leçons de dressage.

Il est difficile de contenter tout le monde. Malgré les services rendus, qui sautent aux yeux, on ne pardonne pas aux *mata-mosquitos*, toujours en butte aux quolibets, criblés de moqueries. Ils défient la verve de ceux qui plaisantent et même la médisance des gens de mauvais vouloir. A Rio, l'on jouait une revue intitulée « *Mata-mosquitos* ». On composait des satires, et l'on a même gravé sur un disque de gramophone des railleries et des propos malveillants contre les tueurs de moustiques et leurs chefs.

La tactique insecticide

La tactique insecticide est double, l'une s'attaquant aux larves qui gîtent dans l'eau, l'autre aux stégomies adultes qui infestent les maisons.

Les larves pullulent partout où il y a des collections d'eau, grandes ou petites, qui défient toute énumération. Le travail de dépistage des gîtes larvaires est plein de surprises, car on les rencontre en des lieux où l'on ne les soupçonnerait pas. La femelle pond dès qu'elle trouve un creux rempli d'eau ; toute flaque, tout ce qui peut servir de réceptacle humide, peut abriter des larves, et, au bout de six à sept jours, si la température est à son optimum, l'insecte ailé éclot.

A ce travail on ne peut pas appliquer l'ancien adage *De minimis non curat praetor*. Tout doit être passé au crible d'une inspection scrupuleuse, qui ne laisse pas échapper la pépinière la plus petite ou la plus cachée — les récipients de tout acabit dans la maison et autour de la maison. Il y a des gîtes curieux qui pourraient ne pas attirer l'attention : par exemple, les caniveaux des maisons, où l'eau de pluie stagne et appelle les stégomies, les fonts baptismaux et les bénitiers des églises et — qui le dirait ? — les vases de fleurs dans les cimetières et les dalles des tombeaux, qui ont, fréquemment, à Rio la forme d'une auge, laissant accumuler de l'eau, vite peuplée de larves. Les plantes se prêtent très bien à l'élevage des stégomies, les bambous par exemple, coupés dans les entrenœuds. Même, les grands arbres dans les trous de leurs troncs, surtout aux aisselles des branches, deviennent des viviers à moustiques, à tel point que l'Inspection les a numérotés et soumis à des visites périodiques.

A Rio, non seulement chaque maison, mais chaque domicile est visité rigoureusement chaque semaine par un médecin, pour veiller à ce que rien n'y reste qui puisse servir de pondoir. Chaque équipe antilarvaire des districts fait un rapport hebdomadaire de ses travaux, remplissant une formule très détaillée où sont inscrits les chiffres des maisons visitées et des gîtes y rencontrés, ceux des collections d'eau inspectées et de celles trouvées infestées, ainsi que d'autres données intéressantes à connaître. On calcule deux *index aëdiques*, l'index larvaire des maisons — le pourcentage des maisons ayant des gîtes à larves — et l'index larvaire des collections d'eau — le pourcentage des collections infestées.

Les gîtes doivent être dépouillés de leurs hôtes, et les récipients traités selon les cas. Les uns seront vidés et détruits, d'autres désinfectés par le pétrole, le crésyl et d'autres larvicides ; d'autres, ceux qui sont indispensables, seront protégés contre la réinfestation, mis à l'épreuve des moustiques. Il m'est impossible de détailler cette technique, qui applique des moyens physiques, chimiques et mécaniques, selon les cas, contre la pullulation des stégomies.

Un cas m'a particulièrement frappé — c'est la protection, dans les quartiers excentriques et suburbains, des tonneaux et baquets qui servent à emmagasiner à domicile l'eau de boisson et de lavage, dans lesquels on ne peut faire usage ni d'insecticides ni de la protection par une grille métallique. On a recours aux petits poissons larviphages, tels que le *Barrigudinho* (petit ventru), *Phalloceros caudimaculatus*, qui dévorent goulûment les larves. Je les ai vus à l'œuvre, se jetant sur leur proie avec une gloutonnerie insatiable, sans en laisser trace vivante ; j'en ai rapporté à Lisbonne des échantillons vivants de trois espèces. On fait une grande consommation de ces larviphages, en vue de laquelle les services sanitaires ont créé des parcs de pisciculture.

Cette chasse aux larves au moyen des poissons est un des procédés les plus originaux de la prophylaxie antimoustique instituée à Rio.

M. le Médecin Général Boyé a appelé mon attention sur un article de M. Roubaud, *Recherches sur le moustique de la fièvre jaune* (*), que je n'avais pas encore reçu au Portugal, mémoire riche d'expériences et d'aperçus, où l'on admire des pages de biologie transcendante, qui suffiraient pour faire la réputation scientifique de son auteur, si elle n'était pas encore établie. Se basant sur l'existence chez le Stégomie de deux sortes d'œufs, *actifs* et *inactifs*, ces derniers constituant des *œufs durables* à éclosion retardée qui, tout d'un coup, se déclanche en masse sous l'action de stimulants physiques et chimiques, l'illustre entomologiste pose comme conclusion qu'il ne suffit pas, pour mener à bout l'extermination, de s'attaquer aux collections d'eau ayant des larves. Dans une collection apparemment inhabitée, les œufs durables peuvent exister ; et sur les parois mêmes d'un récipient vidé et desséché, des œufs peuvent rester adhérents, pour éclore quelques semaines ou quelques mois plus tard, si le récipient vient à nouveau à être rempli d'eau, qui fourmillera de larves — encore un moyen de défense vitale de l'insecte contre sa destruction. M. Roubaud critique donc les méthodes antilarvaires en pratique et recommande de traiter indistinctement les dépôts avec ou sans larves, les foyers actuels et les potentiels, par la stérilisation à fond, pour laquelle il recommande un traitement énergique par le chlore ou le flambage. Ce procédé, au lieu de surcharger le service, l'allégerait, puisqu'on n'aurait pas besoin de visites périodiques aussi fréquentes et aussi constantes. Au Brésil, cette désinsection est régulièrement faite par la créoline, à laquelle les œufs ne résistent point. Les découvertes et les suggestions de M. Roubaud auront l'heureux effet de provoquer à Rio des expériences de contrôle et des observations techniques sur les méthodes à préférer.

La vérité est que la surveillance périodique et régulière a porté ses fruits : l'abaissement progressif de l'index est tombé à zéro dans les zones centrales de Rio. M. Fraga disait plaisamment aux médecins étrangers : « Je paie 3o.ooo francs à celui qui me présentera un moustique récolté dans la ville proprement dite ».

L'EXPURGATION

L'extermination des moustiques adultes, qui portent le virus et restent infectés la vie entière, s'appelle au Brésil l'*expurgation*. Oswaldo

(*) *Annales de l'Institut Pasteur*, t. XLIII, septembre 1929, p. 1093. Analysé dans le *Bulletin de l'Office International d'Hygiène publique*, t. XXII, 1930, p. 132.

la pratiquait au moyen de l'anhydride sulfureux, par le claytonnage, après avoir recouvert les toits de toiles imperméables et calfeutré avec des bandes de papier les fenêtres et les portes. Les inconvénients connus de la sulfuration l'ont fait abandonner ; elle est devenue un procédé secondaire, de moins en moins employé ; on a renoncé aussi au Clayton, et l'on est revenu aux anciens pots de fer où l'on brûle le soufre. Mais ces méthodes sont remplacées maintenant par la pulvérisation de liquides insecticides. Profitant des expériences réalisées avec succès contre l'impaludisme, MM. Barreto et Peryassu utilisèrent d'abord le *Flit* et le *Fly-Tox*, mis de côté tout de suite à cause de leur prix élevé ; et, après des expériences méthodiques, ils fixèrent leur choix sur un mélange de pétrole avec 3,5 p. 100 de tétrachlorure de carbone. L'aspersion s'opère à l'aide de « sprayers », pulvérisateurs tenus à la main, reliés par des tuyaux à des appareils compresseurs puissants, actionnés par des moteurs à essence de la marque *Ingersoll Rand*, que l'on transporte en camions. On procède au calfeutrage avec des bandes de papier et tentures de toile, moins rigoureusement que pour la sulfuration. Le *spray* répand un nuage blanc de plus en plus opaque, qui laisse sur les objets un enduit s'évaporant petit à petit, sans laisser de traces ni causer de dommages.

On craignait l'action irritante du liquide sur les muqueuses des opérateurs, mais cet inconvénient est pratiquement négligeable ; quelques-uns se mettent un mouchoir sur la bouche et le nez. La nuée ne m'a pas gêné pendant les quelques minutes où j'y ai séjourné. Avec une escouade de 45 hommes et en employant les grands compresseurs, on peut traiter chaque jour 50 maisons en moyenne. Tout ce système m'a laissé la meilleure impression, comme facilité de manœuvre et efficacité d'application.

Voici un exemple probant de ces avantages : il fallait faire la désinsection d'un grand poste de téléphone ; les pulvérisateurs ont joué comme d'habitude, sans déranger de leur besogne les téléphonistes, qui furent recouvertes tout simplement de toiles protectrices.

La stratégie du démoustiquage demande des précautions. Si l'on agit sans méthode, on risque de favoriser l'essor de la contagion, en chassant les stégomies de la zone infectée vers la zone saine. Au lieu de réduire les cas, on les multiplie. Voilà pourquoi Oswaldo attaquait les zones contaminées en deux sens opposés : l'opération se faisait en même temps de la périphérie vers le centre et du centre vers la périphérie, mettant entre deux feux les stégomies, qui ne pouvaient pas s'échapper facilement. Cette méthode est encore suivie et son efficacité s'est accrue, grâce au rendement des méthodes actuelles, qui permettent dans la journée de faire l'expurgation d'un plus grand nombre de maisons.

L'*Aedes* piquant et repiquant dissémine le contage — jusqu'où ? Quel est son rayon d'action ? Est-il capable de se transporter au loin ? Pour le colportage infectieux, on conférait à l'homme le principal rôle : c'était lui qui venait se faire inoculer dans la maison infectée ou ses abords, c'était le malade en incubation qui convoyait et propageait l'infection à de grandes distances de l'endroit souillé. On exprimait cette façon de voyager par une métaphore pittoresque : « La fièvre jaune marche avec des chaussures ». Mais les stégomies aussi se déplacent, et l'on n'est pas d'accord sur l'étendue de ces déplacements.

L'*Aedes* est, en fait, un insecte casanier, domestique, il aime son *home* ; je rappelle, comme l'a fait, à Rio, M. Barreto, la phrase du Colonel James sur les anophèles. Jusqu'où l'insecte peut-il voler ? Les observateurs divergent ; les uns lui désignent des dizaines de mètres, les autres des centaines. A Rio, on en a vu dans un cimetière, éloigné de 250 mètres des habitations ; M. Peryassu en a capturé à plus de 600 mètres des habitations, dans les forêts des alentours de la ville. L'*Aedes* serait domestique, mais encore à demi-sauvage, capable d'envolées assez lointaines de son habitat près de l'homme.

III. — La fièvre jaune expérimentale à Rio.
Virus africain et américain.

A Rio, les recherches scientifiques ont marché de pair avec l'observation épidémique et la lutte prophylactique. Les expérimentateurs, dans les laboratoires, contrôlent les acquisitions faites dans la pathologie et la pathogénie de l'infection, et en ajoutent de nouvelles. Le principal centre de cette activité est naturellement l'Institut Oswaldo Cruz, où M. Beaurepaire Aragão se signale par un faisceau très nourri de travaux concernant la fièvre jaune expérimentale. La Fondation Rockefeller vient d'établir, à Bahia, un laboratoire semblable à celui qu'elle entretient à Lagos, en Nigéria, rendu célèbre par les découvertes de Stokes et Bauer.

La Commission havanaise avait, il y a trente ans, démontré que l'infection amarillique est due à un virus circulant dans le sang, et que ce virus y est versé et puisé par le dard du moustique de Finlay. Ce schéma, confirmé par des expériences semblables, répétées ailleurs et notamment au Brésil, à São Paulo et à Rio, se maintient tout entier, sans un seul trait effacé ou corrigé. Seul, le moustique a changé non d'espèce, mais de titre, car les zoologistes, dont la taxonomie est si versatile, l'ont baptisé successivement *Culex fasciatus*, *Stegomyia fasciata*, *Stegomyia Aegypti*, *Aedes Aegypti* et enfin *Aedes argenteus*. Bauer y a adjoint d'autres Culicidés infectables, des espèces africaines, *Aedes luteocephalus*, *A. apicoannulatus* et *Crepinopodites chrysogaster* ;

et Philip encore trois autres — *A. africanus*, *A. vittatus* et *A. Simpsoni*, — de simples acolytes possibles de l'ancien stégomie, qui joue le grand rôle.

Le virus, par contre, reste innommé, un virus filtrable gardant obstinément son incognito. Des bactériologistes ont voulu le percer, et microbes sur microbes ont surgi, affublés de tous les noms possibles, présentés parfois tapageusement comme des agents étiopathogènes de la fièvre jaune. La Commission havanaise n'avait pas fait grâce à ceux qui étaient prônés à son époque. Ce martyrologe bactérien a continué, et le dernier venu de la série vient de s'éteindre, le Spirochète de Noguchi, après avoir joui, comme nul autre, d'une faveur presque universelle. Le concept noguchien a dominé dans le protocole de la Conférence sanitaire internationale de 1926. Cette faillite inattendue survient en concomitance et comme le résultat d'une révolution soudaine, tant du théâtre des recherches amarilliques que des méthodes d'expérimentation. Les études sur la fièvre jaune se déplacent de l'Amérique en Afrique, où Stokes et Bauer font, à Lagos (1927), la découverte d'un animal sensible et réceptif, le singe indien *Macacus rhesus*, ouvrant ainsi de larges horizons à l'investigation scientifique.

LE VIRUS AFRICAIN

Un nouveau chapitre venait de naître en amarillologie, grâce à la fièvre jaune africaine. Ces données ont été si surprenantes que, pour un moment, on a douté de l'identité des deux infections, l'américaine et l'africaine. En Amérique, l'inoculation du virus aux singes était restée et reste sans effet sensible ; cela montre seulement qu'il y a des simiens réfractaires, comme ceux d'Amérique et d'Afrique, et des simiens réceptifs, comme les macaques, le *Macacus rhesus*, au premier chef. Après lui, vient le *M. sinicus* et le *M. cynomolgus*, moins sensibles déjà. Mais la grande pierre d'achoppement était l'absence absolument constatée du *Leptospira icteroïdes* de Noguchi, au rôle étio-pathogène duquel on croyait comme à un dogme : les non-croyants, il y en avait, étaient tenus pour des hérétiques entêtés.

Vous vous rappelez que, dans nos sessions de 1928, cette question a été débattue à l'Office International d'Hygiène, qui se préoccupait de la fièvre jaune africaine, depuis que M. Lasnet avait jeté ici le cri d'alarme. Notre collègue nous étalait le développement de la fièvre jaune dans les Colonies françaises. Sir G. Buchanan, de son côté, nous montrait que l'infection progressait en fréquence et en étendue dans les Colonies anglaises. A Dakar, elle allait faire une explosion, observée et combattue par M. Lasnet. Au Congo Belge, elle a semé des cas qui nous ont été rapportées par M. van Campenhout. Seules, les Colonies portugaises se portaient indemnes, mais, jadis, l'infection y a régné ; dans le siècle dernier, toutes ont été souillées, surtout, en 1860, l'Angola, épidémisée pendant dix ans ; et dans ce siècle-ci, la Guinée, en 1911, devint un foyer dangereux, qui nous a expédié un cas à Lisbonne.

On peut dire que l'endémie africaine se promène lentement et capricieusement par l'Afrique Occidentale, depuis le Sénégal jusqu'à l'Angola — capricieusement, dis-je, car l'infection fait un jeu de cache-cache ; elle lève la tête, pour se dissimuler parfois tout de suite, se dérobant aux recherches pour reparaître ailleurs avec la même instabilité ; quelquefois, elle établit sa demeure durant des années, puis s'en va pour ne plus revenir. Nous sommes devant une endémie ondoyante et fuyante, mais réellement implantée et enracinée, dont le quartier général semble résider, pour ce quart de siècle, dans le Golfe de Guinée. Ses assauts ne passent plus ignorés, comme ils l'étaient jadis, lorsque, parmi les médecins officiels, les uns n'y croyaient pas, et les autres étaient « muselés » par les Administrations, qui ne voulaient pas entendre parler de la fièvre jaune dans leurs domaines. M. Rupert Boyce a eu jadis le louable courage de dénoncer cette procédure commode du silence — une fausseté malfaisante. Depuis lors, on ne cache plus l'endémie africaine.

On ne pouvait lui refuser de reconnaître sa nature. Lorsque, en 1928, des doutes s'élevèrent sur son identité avec l'américaine, j'ai eu l'occasion d'affirmer que les deux infections, d'un côté et de l'autre de l'Atlantique, devaient être bel et bien la même, et que les doutes exprimés étaient inspirés, non pas par les faits, mais par un préjugé doctrinal, la théorie de Noguchi. En effet : historiquement, le foyer africain provenait des foyers américains ; cliniquement, personne ne pourrait dénicher la moindre différence symptomatique et évolutive entre les deux affections ; anatomo-pathologiquement, les caractéristiques lésionnelles étaient calquées absolument sur le même protocole ; épidémiologiquement, toutes les données étaient concordantes ; étiologiquement, le virus se transmettait par le même procédé et par la piqûre du même insecte. « Si le spirochète se dérobe, concluais-je, c'est à M. Noguchi de nous dire ce qu'on doit faire de sa doctrine, dont le rôle semble bien fini ! »

A ce moment, Noguchi lui-même était à Accra, aux prises avec le fléau africain, qui le terrassait cruellement — une croix de plus à inscrire dans le tableau des martyrs de la fièvre jaune expérimentale. Stokes l'avait devancé (1927) : sa mort, la mort d'un savant, est plus poignante et édifiante que celle de Socrate. Au moment de mon arrivée à Rio, un autre héros de la mission Rockefeller à Bahia venait de succomber.

Avant son décès tragique, Noguchi a reconnu son erreur. Comment se fait-il qu'une telle méprise ait pu régner pendant dix ans et devenir, on peut dire, classique, enseignée dans les écoles et dans les traités ? Il est vrai que, dans les dernières années, différents laboratoires s'efforcèrent de démontrer que le *Leptospira icteroïdes* n'était autre que le *Leptospira ictero-hemorragica*. En fin de compte, on le sait aujourd'hui, le spirochète que Noguchi et ses adeptes trouvaient dans le sang des amarilliques provenait d'une infection surajoutée, d'une super-fétation microbienne par le Leptospire japonais ou d'autres Leptospires des eaux, si recherchés et discutés à présent. Il est curieux qu'après le détrônement de l'*icteroïdes*, il semble que personne ne l'ait plus retrouvé dans le sang des amarilliques.

L'EXPÉRIMENTATION SUR LE VIRUS

M. Beaurepaire Aragão, à Rio, a démontré la parfaite identité expérimentale des deux virus, africain et américain, soumis à toute sorte de tests, celui de l'immunité cruciale inclus. David et Burke ont confirmé le fait. La fièvre jaune n'a pas subi de dégénérescence par son transport en Afrique ; elle reste la même que dans la souche originaire.

La virulence du *rhesus* inoculé est variable ; elle dépend de la virulence de la souche et de la susceptibilité particulière de chaque singe. La virulence pour l'homme serait-elle exaltée après le passage par le *rhesus* ? Je ferai remarquer un fait qui m'a impressionné. A Cuba et ailleurs, au Brésil même, on a procédé jadis à des expériences *in anima nobili*, sans qu'aucun décès s'ensuivit. A présent, depuis qu'on expérimente avec les macaques et qu'on manie leurs virus, les victimes font série.

La piqûre n'est pas la seule porte d'entrée ; la peau peut être entamée, par le contact du virus, même sans érosion. MM. Aragão et Costa Lima ont obtenu aussi l'infection du singe en déposant sur la peau intacte ou sur la conjonctive les fèces des *Aedes*, qui seraient donc infectantes. Voilà un procédé possible de surinfection chez l'homme déjà piqué, si l'insecte laisse sur la peau ses excréments.

M. Aragão a réussi à infecter des stégomies mâles, en leur faisant sucer du sang défibriné de *rhesus* infecté mélangé avec un peu de miel, ce qui permettrait de garder le virus chez les insectes vivants, sans le danger de la piqûre de la femelle. Si ces mâles infectés sont mis dans une cage avec des femelles indemnes, celles-ci finissent par être infec-tées et deviennent capables de transmettre par piqûre l'infection au *rhesus*. Par conséquent, les moustiques peuvent se transmettre directement l'infection entre eux. Voilà un fait de considérable importance pour l'épidémiogénie.

L'infection animale a été de suite utilisée pour le diagnostic et la prophylaxie. Le diagnostic sérologique s'établit de la façon suivante : après avoir injecté au *rhesus* le sérum de l'individu suspect et, 25 heures après, un demi-gramme de sang de macaque virulent, l'épreuve est négative si le singe meurt, positive s'il échappe. M. Aragão a appliqué cette méthode, dans les cas douteux, avec des avantages évidents. M. Costa Cruz a découvert l'abaissement du taux de l'alexine dans le sang des malades : c'est un nouveau test encore.

Hindle a préparé un vaccin par le procédé de la formolisation ou phénolisation. A Rio, cette vaccination, appliquée à 25.000 personnes, n'a pas donné de résultats entièrement satisfaisants : parmi les vaccinés se produisirent 25 cas. C'est un sujet à reprendre ; à São Paulo, M. Lemos Monteiro essaie un vaccin chloroformé.

Le virus est si puissant et subtil, que M. Aragão, ayant émulsionné trois moustiques infectés dans 10 centimètres cubes d'eau distillée et porté les dilutions jusqu'à 100.000, réussit encore à infecter le *rhesus*.

Quel est le germe qui lui confère cette virulence si raffinée ? Voilà une interrogation posée depuis 50 ans et qui est encore sans réponse. Lorsque j'ai visité l'Institut Oswaldo Cruz, un médecin allemand, le professeur Kuczynski, y était installé pour parfaire ses recherches, espérant avoir découvert la bactérie ictérogène. Il n'a offert jusqu'ici aux autres chercheurs qu'une sorte de bacille, dont j'ai examiné les préparations — un bâtonnet recourbé, terminé en pointes aiguës. J'ai eu tout de suite l'impression que ce *Bacillus hepato-dystrophicans* était destiné à continuer la série des faillites. C'est chose faite déjà. M. Costa Cruz vient de prouver que sa culture est dénuée de pouvoir pathogène et que son injection au macaque n'empêche pas celui-ci d'être inoculé avec succès par le virus amarillique.

Dans cette lutte épique entre le roi de la création et le moucheron, il semble bien que, cette fois, l'homme ait vaincu. Le combat a été dur, et par l'effort déployé et par l'argent déboursé. La guerre est toujours chère, même contre un animalcule. Et encore, pourra-t-on dire que le combat finit faute de combattants ? Aucunement, les combattants reparaîtront si l'on abat les armes. La preuve est faite que la guerre aux moustiques devra être, dorénavant, incessante ; ni désarmement, ni trêve, et des frais permanents. Heureux les peuples possédant des richesses, qui savent en faire bon usage pour amener la première des paix des peuples, la paix sanitaire !

LAVAL. — IMPRIMERIE BARNÉOUD.

www.ingramcontent.com/pod-product-compliance
Ingram Content Group UK Ltd.
Pitfield, Milton Keynes, MK11 3LW, UK
UKHW031720170726
13836UKWH00001B/371